Dr H. ECOCHARD

De l'Empalement

LYON. — A. REY

DE

L'EMPALEMENT

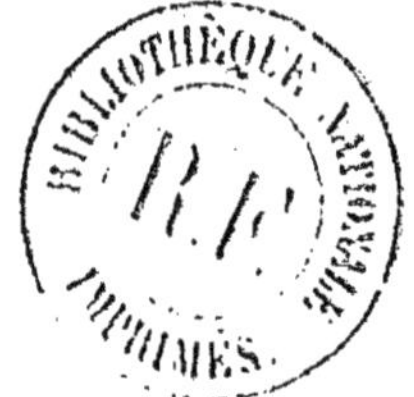

PAR

Le Dr Henri ECOCHARD

LYON
A. REY, IMPRIMEUR-ÉDITEUR DE L'UNIVERSITÉ
4, RUE GENTIL, 4
—
1899

A LA MÉMOIRE VÉNÉRÉE DE MON PÈRE

A MA MÈRE

A MON FRÈRE ET A MA SŒUR

A M. L'ABBÉ GIRODON

A mon Président de Thèse

M. LE PROFESSEUR PONCET

Chevalier de la Légion d'honneur.

Membre correspondant de l'Académie de Médecine.

Il nous est doux de profiter, comme c'est l'usage, de la soutenance de notre thèse pour énumérer les nombreuses dettes de reconnaissance que nous avons contractées, mais dont nous ne pourrons jamais nous acquitter complètement.

Notre pensée va tout d'abord vers notre admirable mère qui s'est dévouée tout entière, a sacrifié sa santé pour nous élever. A la mort cruellement prématurée de notre père, elle a su allier une fermeté nécessaire à une tendresse sans égale. Nous lui devons tout.

M. l'abbé Girodon, ancien directeur de l'Ecole Ozanam, a bien voulu toujours être pour nous le Guide précieux, nous savons que lui promettre de faire notre devoir est la meilleure manière de lui prouver notre profonde et impérissable reconnaissance.

Nous prions M. le professeur Poncet d'agréer l'expression de notre sincère gratitude. Elève assidu du savant Maître, nous nous flattons d'avoir pu écouter ses doctes leçons de clinique chirurgicale dans son service hospitalier, dont l'organisation matérielle a atteint la perfection. Il nous fait aujourd'hui le grand honneur de présider notre soutenance, après avoir bien voulu nous en indiquer le sujet.

Nous remercions M. le Directeur et nos Maitres de l'Ecole du Service de Santé Militaire et de la Faculté qui, soit à l'hôpital Desgenettes, soit dans les hôpitaux civils ont joint à leur savant enseignement l'exemple du dévouement. Nous aurons toujours devant les yeux cet exemple quand nous aurons l'honneur d'être appelé à exercer notre noble profession.

Nous ne pouvons quitter Lyon, sans remercier notre oncle, le Dr Carrier, médecin des hôpitaux, dont l'hospitalité du dimanche soir est devenue légendaire.

Enfin merci à tous nos bons camarades, compagnons précieux d'une traversée commune, en particulier notre bon ami le Dr Gueytat, les Drs de Cardenal et Berthail le lieutenant Laroche. Emportés maintenant par les vents dans des directions différentes, nous allons bientôt nous séparer. Dieu veuille que nous puissions quelquefois jeter l'ancre dans le même port !

AVANT-PROPOS

M. le professeur Poncet ayant observé dans son service de l'Hôtel-Dieu deux cas d'empalement accidentel, a bien voulu nous charger de recueillir et réunir les observations d'accidents analogues qui ont été publiées. Ces accidents sont loin d'être rares. Les travaux pénibles des champs exposent les ouvriers à être souvent victimes de pareils traumatismes occasionnés par les instruments tels que fourches, crochet à foin, rateau... Généralement l'issue en est fatale et l'observation par malheur ne semble pas mériter d'être publiée. Nous définirons plus loin ce que nous entendons par empalement accidentel en rappelant quelques données anatomiques sur la région lésée. Puis, après avoir cité les observations que nous avons pu nous procurer, nous en tirerons des conclusions, nous paraissant utiles en vue du meilleur traitement à appliquer.

Il nous a paru intéressant, au point de vue ethnologique, de faire précéder cette modeste étude de quelques considérations sur le supplice du pal.

Nous diviserons donc notre travail en quatre chapitres :

Chapitre I. — *Supplice du pal.*

Chapitre II. — *Empalement accidentel.*

Chapitre III. — *Observations.*

Chapitre IV. — *Résultats.*

DE

L'EMPALEMENT

CHAPITRE PREMIER

SUPPLICE DU PAL

Le supplice du pal, juridiquement employé, présente un caractère ethnologique spécial. Il appartient à certaines civilisations à la fois raffinées et cruelles, telles que la civilisation romaine, ou à l'esprit particulier des peuples d'Orient ou d'Extrême-Orient. Asseoir sur un pieu pointu un malheureux plus ou moins coupable, doser pour ainsi dire l'étendue de sa blessure et le laisser mourir ensuite lentement dans l'horreur double de la torture et de la mort inévitable qu'il en était réduit à attendre comme une délivrance, c'est là un raffinement dans la barbarie qui répugne à nos conceptions modernes. Pour l'honneur du genre humain, nous avons été heureux de tirer en fin de compte cette conclusion de notre étude que le supplice du pal n'est à peu près plus pratiqué, et que même au temps de la plus atroce barbarie, il était, sauf certaines douloureuses exceptions, réservé pour les grands coupables et relativement rare.

Mais d'abord, en quoi consistait l'empalement? Quel était le manuel de ce genre d'opération, le *modus agendi* des exécuteurs? M. de Tournefort, voyageur français qui, au XVIIIe siècle, a visité la Turquie et la Perse, nous a fourni une réponse à ces questions : « Pour empaler un malheureux, on le couche ventre à terre les mains liées sur le dos; on lui adosse le bât d'un âne sur lequel s'assoie un valet de bourreau afin de le bien assujettir, tandis qu'un autre lui tient le visage contre terre avec les deux mains qu'il lui appuie fortement sur le cou; un troisième lui fend le derrière de la culotte avec des ciseaux et lui enfonce un pal, c'est-à-dire une espèce de pieu dans le fondement; ce pieu est une broche de bois qu'il fait avancer avec les mains autant qu'il peut : ensuite un quatrième bourreau chasse cette broche avec un maillet jusqu'à ce qu'elle sorte par la poitrine ou sous l'aisselle : enfin on plante la broche toute droite. »

Les Hongrois, voisins des Turcs, avaient cru devoir leur emprunter cette coutume, mais en la modifiant au point de vue du cérémonial : « Le criminel était étendu tout nu sur le ventre et solidement attaché : le bourreau lui ouvrait le derrière avec une hache et ses aides à coups de maillet enfonçaient le pieu tandis que lui le tournait dans les deux mains pour lui imprimer un mouvement de rotation et le diriger le long de la colonne vertébrale et le faire sortir à la nuque ou à l'épaule. Dans ce cas, le condamné vivait encore quelquefois vingt-quatre heures; il fumait et buvait même du raki; mais si le jugement ordonnait que le pal traversât le ventre, la mort était à peu près instantanée. C'est ainsi que périrent trois compagnons de Georges Docza qui s'était mis à la tête de l'insurrection contre la noblesse en 1514 » (Tissot).

Ces deux procédés constituaient l'empalement ordinaire, l'empalement classique tel qu'il était pratiqué par la pluralité des bourreaux. Naturellement, les plus habiles savaient y apporter quelques variantes ou quelques adjuvants : l'extrémité du pal était choisie arrondie au lieu d'être pointue et on l'enfonçait seulement de quelques centimètres, de façon à ce que le poids du corps le fît pénétrer peu à peu ; d'autres fois, on ajoutait en supplément l'amputation du nez et des deux oreilles; on crevait les yeux du patient; mais tout ceci n'était pas classique et établi par la loi; c'était uniquement fixé par la fantaisie imaginative du bourreau.

Le peuple chez lequel l'empalement semble avoir été le plus anciennement pratiqué est le peuple scythe. Montaigne dit dans le livre second de ses *Essais* : « Quand les Scythes interroyent leur Roy, ils estrangloyent sur son corps la plus favorie de ses concubines, son eschanson escuyer, chambellan, huissier de chambre et cuisinier. Et en son anniversaire ils tuyoent cinquante chevaux montez de cinquante pages qu'ils avoyent empalé par l'espine du dos jusques au gozier et les layssoyent ainsi plantez en parade autour de la tumbe. » On ne sait trop s'il s'agit dans cet empalement des chevaux ou des pages; il est probable que les uns et les autres étaient employés à cet office.

Après les Scythes, les Romains comptèrent le pal au nombre de leurs arguments ultimes envers les criminels ; ils l'employaient contre les esclaves, et plus tard les premiers chrétiens. Néron l'affectionnait, d'après Sénèque : « *Per medium hominem stipitem qui per os emergat adigere* ». L'empereur Héliogabale, sadique, pédéraste et dégénéré, fut empalé par ses propres soldats transportés d'un accès de fureur libératrice.

Mais c'est surtout au moyen âge et vers les XIVe et XVe siècle, que l'empalement fut le plus en faveur et le berceau en devint la Turquie et la Perse. Les féroces envahisseurs tatars et mogols qui pénétrèrent à cette époque par le Caucase et l'Asie-Mineure et qui ensanglantèrent les deux rives du Bosphore, étaient de farouches empaleurs. Timour Leng, Caraman Oglou, Bajézid Ildenin et avant eux Tchin-guiz-khane dont un petit-fils mérita le surnom de l'*Empaleur* laissaient de chaque côté de leur route une forêt de pieux qui portaient d'horribles fruits humains. Le Sahib-keram Tymour Leng, plus connu sous le nom de Tamerlan, pour réprimer une révolte de ses soldats, en fit empaler huit cents d'un coup, et les fit planter en exemple de chaque côté de la Porte d'Or à Constantinople.

Dans l'Europe occidentale elle-même, à la même époque et même un peu plus tard, l'empalement fut aussi pratiqué. Dans l'*Histoire des églises vaudoises*, de Leger, nous trouvons ceci : « Anne, fille de Jean Charbonnier de la Tour, fut empalée par la nature à une pique. Et en cet état portée quelque tems en tête de l'escadre de ses bourreaux qui disoient que c'estoit leur enseigne, et puis, fatiguez de la porter de cette façon planterent leur pique en terre sur le grand chemin, laissant cette nouvelle sorte de croix pour spectacle à tous les passans. »

A partir de cette époque, l'empalement devient de plus en plus rare. Malgré que les récits et les communications se multiplient, nous ne le trouvons plus guère mentionné que de loin en loin. En Russie, les derniers empalements furent ordonnés par Pierre le Grand, lors d'une révolte de Strelitz. La reine Elisabeth supprime l'*embrochement* en usage dans certaines provinces méridionales, beaucoup moins cruel parce que la mort était immédiate. C'est également l'embrochement par le côté, sur des crochets appendus à la muraille, que les pirates barbaresques font subir aux esclaves ou jaours révoltés. Au XVIIIe siècle, le vice-roi Cuperli fait empaler Nisko, insurgé dans l'île de Candie. Trois jours après l'exécution il vient voir le malheureux et lui refuse sa dernière prière : « Seigneur, puisque tu es si clément, fais-moi donc tirer un coup de mousquet ! » Un passant charitable lui rendit le service de l'étrangler pendant la nuit. Enfin, nous rappellerons le supplice de Soleyman el Khaléby, l'assassin du général Kléber, dont l'illustre Larrey rapporte le supplice : « Le courage et le sang-froid avec lequel Soleyman el Khaléby se laissa brûler la main droite et empaler étonnent l'homme sensible et prouve combien la ferme volonté de l'individu influe sur les sensations physiques. Il vécut environ quatre heures au milieu des plus cruelles souffrances, sans faire entendre une seule plainte. La brûlure de la main s'était portée jusqu'aux os, et le pal, après avoir dilacéré les viscères du bas-ventre, les nerfs et les vaisseaux, avait fracturé l'os sacrum, deux vertèbres lombaires et s'était implanté dans le canal vertébral ». Nous avons vu son squelette au Muséum.

De nos jours, l'empalement est-il encore pratiqué dans les pays semi-civilisés ? C'est ce que nous avons essayé de savoir en écrivant à différentes personnalités médicales ou autres, dans les contrées où le pal a été autrefois le plus en faveur. Tous nos correspondants ont répondu par la négative, mais seulement pour leur propre patrie, tandis qu'ils répondaient fermement par l'affirmative pour les pays voisins. Ces réponses uniformes nous ont laissé un doute, étant donné ce que nous savons des massacres tout récents qui ont ensanglanté la rue de Pera, à Constantinople, et de la pratique d'exécutions secrètes telles que les noyades du Bosphore, et si nous en croyons les relations de la guerre turco-serbe montrant les Musulmans se livrer, il y a vingt ans, à leur supplice favori. N'avons-nous pas heurté des susceptibilités de terroir, recommandables du reste, et faut-il conclure qu'on aiguise encore des broches de bois dans l'Orient et l'Extrême-Orient ou, qu'au contraire, tous les sultans, schahs, padischas, beys, émirs, etc., se sont entendus pour supprimer dans leurs États ce dernier reste de barbarie? Nous préférons cette dernière assertion et nous l'accepterons sans conteste. Mais, hélas! il y a cependant des faits indéniables qui, heureusement, se trouvent chez des peuplades qui n'ont aucune civilisation. Le journal *les Missions catholiques* signale des missionnaires empalés, mais seulement dans l'Hindoustan. Les Chinois s'indignèrent à la vue de deux religieuses « filles de la Charité » qui furent empalées après leur mort et exposées à Tien-tsin, le 21 juin 1870. Au Dahomey, la défaite de Behanzin a renversé les derniers pals. *Le Tour du Monde*, du 4 août 1894, présente la gravure des « Empalés d'Aouausori », dessinée d'après nature par M. Marius Perret, sur les bords du lac Nohoué. « A droite, un îlot d'herbes piqué d'aigrettes blanches dont les silhouettes mélancoliques égayent le paysage. Des poteaux fichés dans l'eau des *coquères* ou *demi-rôniers* supportent les squelettes en décomposition de deux noirs, que le roi Toffa, dit *le Doux*, a fait empaler récemment pour avoir volé les sacs et le canot de la poste. Des charognards gris foncés sont en train d'achever ces infidèles facteurs. » Bien terrible châtiment pour une assez petite faute. L'empalement des voleurs n'a guère été pratiqué que par les naturels de Saint-Domingue et de Tahiti avant l'arrivée des Européens.

Enfin, les plus récents empalements volontaires nous ont été fournis par le témoignage d'un malade de l'Hôtel-Dieu qui avait fait partie des dernières expéditions du Tonkin. Il nous a raconté, et son témoignage a été confirmé par les relations officielles, que les Pavillons-Noirs empalaient ceux de nos pauvres soldats qu'ils pouvaient faire prisonniers. Et les yeux de leurs camarades étaient frappés de cet horrible spectacle quand, après l'assaut, ils pénétraient dans les forts. Les pals étaient en bambou, surmontés d'une tige de fer. On frémit quand on songe que les Pavillons-Noirs sont des bandes bien organisées, que leurs chefs ont atteint un haut degré de civilisation, et qu'en particulier leur habileté diplomatique a bien souvent lutté avec avantage contre celle de nos meilleurs officiers et de nos fonctionnaires. Pour les excuser un peu, il faut songer que ces peuples, habitués ataviquement au malheur et à la servitude, considèrent la vie humaine comme bien peu de chose. M. Marcel Monnier, l'explorateur en Chine, raconte que dans ce pays on trouve facilement, pour une faible somme, un misérable disposé à rentrer dans le sein de Brahma à votre place.

C'est ce que confirme le Dr Matignon : « Là décollation simple est considérée comme bien peu de chose, et on trouve des individus qui consentent à se faire exécuter à la place d'autrui. Le condamné peut à bon compte trouver un remplaçant pour le coupe-coupe. Je n'en prendrai comme exemple qu'un fait historique qui nous touche particulièrement. Après le massacre de nos nationaux à Tien-tsin, en juin 1870, les mandarins reconnus coupables d'avoir laissé faire ou encouragé les crimes furent condamnés à mort. Pas un seul ne fut décapité. Un certain nombre de mendiants ou de prisonniers, à qui ils offrirent 5 ou 600 francs et un beau cercueil, avec enterrement de première classe, consentirent à avoir la tête tranchée à leur place. » Il est facile de comprendre que lorsque la mort est regardée comme si méprisable, il faille employer tous les moyens pour en faire un châtiment.

Maintenant que nous sommes arrivé au bout de tout ce que nous voulions dire sur l'empalement comme moyen de justice ou de torture, nous craignons qu'on ne trouve que nous nous sommes trop étendu sur ce sujet. Nous dirons, pour nous justifier, que cette monographie historique nous a paru présenter un intérêt ethnologique certain. Nous pouvons conclure comme Montesquieu dans l'*Esprit des Lois* : « Lorsque nous lisons dans les histoires les excès de la justice atroce des sultans, nous sentons avec une espèce de douleur les maux de la nature humaine. » Une autre réflexion nous est inspirée par Montaigne : « La plupart des personnes libres abandonnent, pour bien légères commoditez, leur vie et leur estre à la puissance d'autruy... Les tyrans ont-ils jamais failli de trouver assez d'hommes voués à leur dévotion ? » Enfin il est curieux de constater que nous, qui devenons des cérébraux et attachons un tel prix à la vie humaine que nous tendons à supprimer la peine de mort même pour les plus grands criminels, nous nous indignons et avons tous le même réflexe, bien involontaire, à la simple lecture d'un supplice qui délecte peut-être, à l'heure qu'il est, quelques spectateurs. Cette divergence d'opinions tient assurément beaucoup à la différence de nos sensations. Le Dr Matignon a maintes fois pu observer combien la douleur physique est émoussée chez des hommes comme les Chinois, exposés à elle et nullement armés pour s'en défendre. Nous qui, grâce aux médecins, la voyons être réduite chaque jour, nous sentons bien plus vivement les moindres souffrances corporelles.

En dernier lieu, les recherches que nous avons faites sur l'empalement nous ont prouvé, par la quantité d'ouvrages que nous avons dû consulter, que notre travail n'avait encore été qu'indiqué par M. Rollet. Enfin, les derniers exemples que nous avons donnés prouvent qu'il ne présente pas un intérêt purement rétrospectif, et peut-être l'avenir nous réserve-t-il, sous peu, au cours d'une expédition dans l'Annam, le Cambodge ou le Siam, d'aller en constater par nous-même la très douloureuse actualité.

CHAPITRE II

EMPALEMENT ACCIDENTEL

Dans les observations de précipitation, il n'est pas rare de voir la perforation d'une région du corps par le fait d'un objet pointu et résistant rencontré au cours de la chute. Toutefois, nous ne nous occuperons pas des cas où cette région se trouve être le thorax, l'aisselle ou le pli inguino-crural, dont Malherbe (de Nantes) a publié récemment une observation. Ces accidents, étant donnés la diversité des lésions produites et leur manque de caractère particulier ne rentreront pas dans le cadre de notre travail. Il s'agit là d' « embrochements » selon la définition de M. le professeur Poncet. Nous limiterons notre étude aux cas où le pieu perfore le périnée et pénètre dans le petit bassin.

Il faut remarquer que tous ces traumatismes présentent, d'après les circonstances dans lesquelles ils se produisent, une certaine analogie. La force de pénétration a toujours une valeur considérable qui est représentée par le poids du corps, augmentée le plus souvent par la vitesse de la chute. Cette force au moins égale en moyenne à 65 kilogrammes, est supérieure à celle qui est développée pour produire les plaies contuses ordinaires. De plus, la situation toute particulière dans laquelle peut se trouver longtemps le patient, a certainement une influence sur les désordres qui seront produits. Ces désordres, on le prévoit, porteront sur la plaie primitivement faite et sur le système nerveux. Il est vrai que l'agent vulnérant peut varier à l'infini.

La région lésée enfin, étant donné le nombre et la vulnérabilité des organes qu'elle contient, doit être prise en sérieuse considération.

Le périnée, de forme losangique, est, par définition, limité par la symphyse pubienne en avant, le coccyx en arrière et les deux ischions. Pour la facilité de l'exposition, tous les anatomistes divisent ce losange en deux triangles : l'un antérieur, l'autre postérieur, séparés par la ligne bi ischiale.

Cette région périnéale a été beaucoup étudiée chez la femme en raison de la fréquence des ruptures dans l'accouchement.

Chez l'homme, on note l'existence de groupes musculaires très résistants qui présentent les uns par rapport aux autres des directions perpendiculaires, dans plusieurs plans superposés. Ces étages de muscles sont séparés par trois aponévroses formant des loges. Nous trouvons dans ces loges du tissu adipeux, en quantité plus ou moins grande suivant les sujets, si bien que, pour Dupuytren, (thèse de concours) dans vingt observations la distance allant du col de la vessie à la surface du périnée variait de 3 à 11 centimètres. De nombreux vaisseaux existent dans cette région; l'artère honteuse interne qui suit une direction antéro-postérieure et donne naissance à l'artère transverse du bulbe, l'artère périnéale superficielle sont facilement atteintes par les traumatismes.

Le triangle postérieur ou rectal comprend toute la marge de l'anus. Dans cette portion du périnée, le muscle releveur de l'anus divise le plan profond en deux loges bien distinctes : les fosses ischio-rectales inférieure et supérieure, ainsi que les appelle Tillaux. La première surtout contient en grande quantité du tissu cellulaire lâche et adipeux, siège fréquent de phlegmons. Il nous serait encore intéressant de savoir à quelle distance de l'anus se trouve le cul-de-sac péritonéal recto-vésical ou recto-vaginal. M. le professeur Testut l'évalue à 6 ou 7 centimètres, suivant l'état de vacuité ou de plénitude de la vessie.

Dans cette région encore, les vaisseaux sanguins abondent et nous expliqueront bien des accidents; les trois artères hémorroïdales, tributaires de la mésentérique inférieure, l'iliaque interne et la honteuse interne et leurs nombreuses branches.

Enfin la division faite par Tillaux de l'ensemble du périnée en deux loges, l'une inférieure ou pénienne, l'autre supérieure ou prostatique, explique la direction que prendra le pus qui provient de tel abcès formé dans cette région.

Le rectum présente plusieurs inflexions peu importantes dans le sens latéral. Dans le sens antéro-postérieur, on note deux courbures très accusées, l'une supérieure à concavité antérieure, se moulant sur la courbure sacro-coccygienne, l'autre inférieure beaucoup plus petite à concavité postérieure. C'est au niveau de cette dernière que l'introduction défectueuse d'une canule produisait les perforations si souvent signalées autrefois. C'est aussi là que le rectum sera perforé par un pal introduit par l'anus, sous l'influence du poids du corps. Le centre de gravité de ce corps étant situé en haut et en arrière tendra, en l'absence de toute autre force, à faire prendre au corps étranger la direction de la vessie.

Au sujet des plaies du rectum, les auteurs citent quelques cas d'empalements, mais ne jugent pas à propos de publier leurs observations, confondant ces accidents avec les traumatismes ordinaires. Gross parle d'un enfant tombant sur une chaise renversée et s'empalant sur un pied de cette chaise. Ashton rapporte le cas d'une femme qui fut empalée par un coup de corne d'une vache pendant qu'elle trayait. Esmark a vu, en 1864, un soldat prussien qui, à l'assaut des retranchements de Duppler, tomba le périnée portant sur le pieu pointu et saillant d'un piège à loups et se fit une effroyable déchirure du périnée jusqu'au rectum et à la vessie. Esmark relate sa guérison à la suite « d'un traitement approprié » qu'il ne dit pas. Il ajoute qu'au musée de Saint George's Hospital, existent les pièces d'un homme qui tomba d'une table sur le pied d'une chaise renversée et mourut dans le collapsus vingt et une heures après l'accident. Bushe vit une femme qui tomba sur la pointe d'un parapluie. Il en résulta une fistule vésico-vaginale qui guérit. Chapmann publia en 1855 sur l'*Accidental impalement* un article que nous n'avons pu nous procurer. Dugas (thèse de Montpellier, 1832) parle d'un empalement sans publier l'observation.

Nous allons reproduire intégralement quatorze observations que nous avons pu réunir.

CHAPITRE III

OBSERVATIONS

Observation I

(Dr Rollet, *Lyon médical*, 15 juillet 1888.)

Claude O..., vingt ans, journalier, entre le 25 janvier 1888 à 11 heures du matin, dans le service de M. le professeur Poncet, salle Saint-Louis, n° 52. Voici ce qui était arrivé à cet homme deux heures auparavant. Ne pouvant ouvrir la porte de son domicile, il avait escaladé un mur haut d'environ 4 mètres; il comptait ainsi sauter dans la cour attenante à son habitation. Arrivé sur la crête de la muraille, son pied glissa et il vint s'empaler sur un pieu en fer situé à environ 50 centimètres du mur. Cette barre de fer avait une hauteur de 1m20, une largeur de 3 centimètres, une épaisseur de 1 centimètre; elle était plantée dans le sol à une profondeur de 30 centimètres et était destinée à recevoir une corde sur laquelle on étendait le linge. Le poids de cet homme la courba ras le sol. Le père du malade fut témoin de l'accident et put exactement nous en narrer les détails. Il dut lui-même venir délivrer son fils qu'il fit immédiatement transporter à l'hôpital.

D'après ce qui nous a été raconté, il ne s'écoula que peu de sang de la plaie. Le pieu en fer présentait quelques taches sanglantes, on pouvait y remarquer également quelques poils agglutinés.

Le malade, examiné dès son arrivée, se plaignait de vives douleurs dans le fondement et accusait un ténesme rectal très intense. Il urina sans souffrance et l'urine ne contenait pas de sang. La région périnéale ne présentait rien d'anormal : pas de contusion, pas d'ecchymose, mais l'anus était sectionné transversalement; on voyait une plaie béante, un grand lambeau rougeâtre pendait. Pas d'écoulement sanguin ou autre par l'ouverture anale On entoura le lambeau de gaze iodoformée et on appliqua localement un pansement antiseptique. On prescrivit des opiacés à l'intérieur, de la glace sur le ventre

Nuit mauvaise, agitée. Le lendemain, pas d'élévation de température, mais souffrances vives. Angoisses du malade, ventre non ballonné mais douloureux à la pression. M. Poncet essaie de pratiquer le toucher rectal, le malade pousse des cris. On lui fait respirer de l'éther.

On peut alors examiner le lambeau et son pédicule : le pédicule n'est autre que la partie postérieure de l'anus; le lambeau, c'est environ 15 centimètres du rectum comme appendice à l'anus et comprenant toutes les tuniques de cet organe.

Le pieu avait donc sectionné transversalement l'anus en deux portions au niveau de l'union de son tiers antérieur et de ses deux tiers postérieurs.

La portion antérieure était à peu près intacte, mais séparée de l'autre par une plaie béante; la portion postérieure soutenait le rectum qui avait été coupé plus haut et était venu sortir par l'ouverture anale.

M. Poncet sectionne, à l'aide de ciseaux, le pédicule du lambeau; on reconnait alors le rectum avec toutes ses tuniques. La paroi antérieure de sa partie la plus inférieure manquait sur une étendue de 4 centimètres; dans tout le reste de sa hauteur, le conduit était entier et sectionné nettement à la partie supérieure. Pas d'hémorragie, lavages antiseptiques de la plaie; on place dans la cavité ano-rectale un gros drain.

Le soir, le malade urine facilement mais se plaint de vives douleurs dans le fondement. Il en est de même dans la région abdominale : souffrances à la moindre pression. Le ventre n'est cependant pas tendu ; ni nausées, ni vomissements. Pas de fièvre, pouls petit et faciès altéré.

Le surlendemain il meurt au matin dans le collapsus et le délire.

Autopsie. — Rien d'anormal du côté du canal de l'urètre ou de la vessie. Le cul-de-sac péritonéal recto-vésical présente, dans sa partie la plus déclive, une seule déchirure de la largeur d'une pièce de 50 centimes; pas d'issue d'intestin grêle à ce niveau. Dans tout le tissu cellulaire sous-péritonéal et le vaste espace compris entre la vessie et le sacrum, épanchement abondant d'un liquide noirâtre et nauséabond La partie supérieure du rectum qui a été respectée, présente sur 10 centimètres de hauteur une infiltration séro-sanguinolente qui envahit aussi le tissu péri-rectal. Pas de trace de péritonite, de phlegmon ou d'infiltration gazeuse. Rien du côté du sacrum.

On peut donc, d'une façon exacte, se rendre compte de ce qui s'était passsé. Le corps vulnérant avait pénétré violemment dans l'anus, l'avait déchiré à l'union du tiers antérieur et des deux tiers postérieurs, rencontrant la partie antérieure du rectum au point où cette portion de l'intestin s'infléchit à angle pour se porter en bas et en arrière, il l'avait trouée de part en part. Quelques centimètres plus haut, le pieu avait passé dans le tissu cellulaire péri-rectal, avait décollé le rectum, et enfin l'avait sectionné probablement contre le sacrum, plan dur et résistant à 15 centimètres de hauteur. Toute cette portion d'intestin, privée d'attache supérieure, avait traversé l'ouverture anale; on avait ainsi un prolapsus complet du rectum comprenant toutes ses tuniques. Le conduit rectal était intact, sauf la partie inférieure de la paroi antérieure transpercée. Un pédicule formé par la partie postérieure de l'anus le soutenait encore après l'accident.

Observation II

(Dr Villard, *Lyon médical*, 16 janvier 1898.)

Jeune homme de vingt ans, s'était empalé sur un crochet à foin en cherchant à descendre d'un char à foin. La tige de fer en forme de harpon avait pénétré exactement par l'anus et ne pouvant être retirée avait dû être sciée pour permettre le transport du malade à l'Hôtel Dieu. Au moment de son arrivée, il avait déjà des symptômes de péritonite putride. Ce corps étranger fut extrait après laparotomie par la pointe qui était venue se loger dans la région du pancréas en avant des gros vaisseaux, en arrière du péritoine. Opéré le matin, ce malade mourut dans la nuit. L'autopsie montra que la tige de fer avait pénétré par l'anus, traversé la vessie à sa partie postérieure et déterminé trois perforations intestinales.

Observation III (inédite).

(Due à l'obligeance du Dr Mouchet de Lens).

Le 15 septembre 1897, une petite fille de six ans tombe d'une hauteur de 1 mètre environ en jouant sur la branche taillée en sifflet d'un arbre abattu. Elle se fait une déchirure profonde du périnée, du sphincter anal, de la vulve et de l'hymen. Hémorragie peu abondante, mais l'enfant a de l'incontinence fécale.

Elle m'est adressée quelques jours après pour l'opérer.

Je constate outre la lésion précédente une rupture d'une partie de la cloison recto-vaginale. La restauration des parties lésées a été faite et a donné un résultat parfait. L'hymen en particulier a été réparé très complètement par des sutures à la soie fine.

Le résultat s'est maintenu depuis.

Observation IV

(Dictionnaire de Médecine et Chirurgie pratiques.)

1877. A l'hôpital Saint-Antoine fut amenée une femme qui, dans une chute du 4e étage sur une barrière à claire-voie, s'enfonça un énorme morceau de bois pointu dans les parties molles de la fesse et du périnée. Le corps vulnérant avait traversé le vagin à sa partie supérieure et le rectum. Elle succomba le lendemain avec des phénomènes de péritonite généralisée et à l'autopsie on trouva que le cul de-sac recto-vaginal était dilacéré (Dubar).

Observation V

(Congrès de chirurgie, 23 octobre 1886, Dr Aubert, chirurgien de l'Hôtel-Dieu de Mâcon.)

R..., Claude, âgé de dix-sept ans, se laissait glisser du haut d'un gerbier dans la matinée du 8 août 1873, lorsqu'un échalas en bois de saule, après déchirure du pantalon, lui pénétra dans le rectum. Cet échalas, présenté, s'était, sous le poids du corps, rompu au niveau d'un nœud, laissant un fragment de 10 centimètres dans l'abdomen. R..., éprouva dans la journée des nausées et des vomissements bilieux.

Apporté le soir à l'hôpital de Mâcon, il souffrait cruellement du ventre. Le doigt introduit dans l'anus pénétrait dans une boutonnière située assez haut sur la paroi antérieure de l'intestin et y sentait une sorte de frange ligneuse mobile.

Sous chloroforme, je pus à l'aide d'une pince courbe, saisir cette frange à sa base tandis que mon index gauche soulevait les tuniques intestinales qui coiffaient une pointe du fragment. L'extraction put se faire sans augmenter la déchirure de l'intestin. Ce morceau de bois souillé de matière fécale à son sommet avait séjourné douze heures derrière la vessie, dans la cavité péritonéale. Opium à la dose de 10 centigrammes, pendant deux jours, puis de 5 centigrammes le troisième jour, retarda la défécation et permit la cicatrisation de la déchirure; le ventre fut couvert de collodion riciné.

La réaction fut modérée, le pouls ne dépassa pas 104.

Le blessé quitta l'hôpital le quatorzième jour et reprit ses travaux. Il a fait, depuis, son service militaire.

Observation VI (inédite).

(Due à l'obligeance du Dr Méhier, de Meximieux).

Je suis appelé en septembre 1892 auprès d'un homme de quarante-huit ans, bien portant et sans tare avant l'accident qui lui arrive. Ayant fini de travailler sur un palier, il sauta en bas d'environ 5 mètres de hauteur. Il tomba sur un manche de fourche piquée en terre et s'empala sur cette tige de bois.

L'extrémité mousse du manche pénétra par la région ano-périnéale et, traversant la cavité pelvienne et abdominale, vient buter sous la paroi de l'abdomen, en un point que le malade désigne dans l'hypocondre droit. Le malade ne perdit pas connaissance et retira lui même le corps étranger qui avait pénétré d'environ 50 ou 60 centimètres dans l'abdomen, si l'on tient compte, pour établir cette mensuration, de la souillure par le sang et les matières fécales.

Nous trouvons le malade avec de la tendance au collapsus; on ne cherche pas à instituer un autre traitement que celui de la glace sur le ventre, l'immobilisation, l'état du malade paraissant très précaire. Il ne survécut en effet que dix-huit heures après l'accident.

Observation VII

(Revue des Sciences médicales, t. XXVIII.)

V. T..., vingt-deux ans. Il y a deux ans, chute sur un piquet de 1 pouce de diamètre et long de 6 ; le piquet pénètre tout entier en arrière de l'anus. Le malade se retire de lui-même et voit un peu d'urine s'écouler par la plaie, mais très peu de sang ; il rentre chez lui sans trop de douleurs ; durant la nuit, des gaz et des matières fécales passent par l'urètre ; la blessure extérieure guérit en cinq semaines, mais l'urine continue à s'écouler à la fois par le rectum et l'urètre.

Depuis sept mois, le malade souffre du périnée ; la miction est parfois brusquement interrompue, la marche est pénible ; il y a de la fièvre le soir. On constate une pierre très volumineuse, une fistule recto-vésicale à gauche de la ligne médiane, à 2 pouces au-dessus de la marge de l'anus. On incise la paroi postérieure du rectum sur la ligne médiane jusqu'au coccyx.

L'index pénètre dans la fistule et trouve une ouverture ovale (dans la paroi du rectum), un canal oblique et court d'un demi-pouce de long, un second orifice circulaire (dans la paroi de la vessie) et vient enfin en contact avec la pierre; par la taille médiane périnéale, on enlève un calcul pesant 18 grammes; la fistule avivée est suturée par dix points de catgut, l'incision rectale postérieure est également suturée; quatorze jours après, les tubes à drainage furent enlevés; pas d'écoulement d'urine par le rectum; la fistule était entièrement oblitérée. (Maubrac.)

Observation VIII

(M. Ch. André, médecin-major de 1re classe).

(*Archives de médecine militaire*, mai 1890).

Marcel C.., vingt-deux ans, soldat au 111e de ligne, homme robuste, entre à l'hôpital le 23 mai 1889.

Pendant sa faction dans la nuit du 22 au 23 mai, s'était assis sur un mur de 1m50 de hauteur environ. En voulant descendre, il prit point d'appui, d'une part, sur le mur avec la main gauche et, de l'autre, avec la main droite sur le canon de son fusil qu'il tenait en pleine main, en même temps qu'il faisait décrire à son corps un quart de tour de droite à gauche.

Tandis que ce mouvement de descente était dessiné, la crosse du fusil glissa tout à coup sur le sol, la main gauche fut impuissante à arrêter la chute; la main droite qui embrassait toujours le canon fut brusquement portée sur la fesse du même côté par suite de l'inclinaison du fusil et la pression du corps aidant, alors que le glissement de la crosse était enrayé, l'homme se trouva littéralement empalé. Le canon du fusil avait pénétré de 10 centimètres environ.

Envoyé à l'hôpital d'urgence. A l'hôpital, on note une hémorragie abondante : face pâle un peu grippée; pouls petit, abdomen tendu et douloureux. Plaie contuse assez longue, mais peu large, légèrement oblique à la marge de l'anus à droite, la muqueuse de cet orifice n'est pas entamée.

Pansement antiseptique de la plaie, diète, potion ergotine, fomentations froides sur le bas-ventre.

Dans la journée, vomissements bilieux, continuation de l'hémorragie. Ventre ballonné, la pression est très douloureuse, surtout à l'hypogastre et au niveau de la fosse iliaque gauche. Potion avec perchlorure de fer.

Température soir, 39 degrés.

24 mai. — Température matin, 39 degrés. Les mêmes symptômes continuent.

Rétention d'urine. Diminution légère de l'hémorragie par l'anus.

Fomentations froides. 15 centigrammes d'extrait thébaïque.

Température soir, 39°8.

25 mai. — Température matin, 39°5 ; température soir, 40 degrés. Rétention d'urine.

Jusqu'au 1er juin, même état.

Du 1er au 10 juin, cessation des vomissements ; le blessé prend quelques aliments légers ; le ventre reste très ballonné, mais moins douloureux, plus de rétention d'urine. L'hémorragie rectale est remplacée par une diarrhée abondante qui épuise le malade.

Pus dans les selles. Néanmoins la plaie se cicatrise.

La température oscille de 38 degrés à 39°5.

Traitement : sulfate de quinine, extrait de quinquina et alcool.

11 juin. — On ne peut voir au spéculum bivalve la plaie du rectum et le pus provient sans doute de la couche celluleuse sous-péritonéale. Lavements phéniqués à 1 gramme, poussés avec précaution.

20 au 28 juin. — La fièvre baisse peu à peu ; selles moins fréquentes, moins de pus, la sensibilité du ventre est moins prononcée ; cicatrisation complète de la plaie du périnée.

28 juin. — Fièvre disparue, selles sans pus, le blessé semble entrer en voie de guérison.

6 juillet. — Température : soir 40 degrés, sulfate de quinine.

7 au 15 juillet. — Fièvre rémittente. Selles fréquentes, mais non purulentes. État typhoïde, sudamina. Douleur sourde au niveau des ischions. Pas de modification de couleur de la peau, ni fluctuation apparente.

Traitement : sulfate de quinine, bismuth, quinine et alcool, jus de viande, lavements phéniqués.

Les jours suivants, même état, la douleur accusée au niveau des ischions devient de plus en plus vive. Bien que l'inflammation ne se traduise par aucun signe extérieur apparent, il est évident qu'il s'est formé du pus dans le creux ischio-rectal.

20 juillet. — Entre l'ischion et l'anus à droite, large incision donnant issue à une grande quantité de pus infect et mélangé à des caillots de sang noirâtres et ne paraissant pas de formation récente. Rectum décollé dans une grande étendue, surtout en arrière ; les deux creux ischio-rectaux ont été envahis par la suppuration, l'index enfoncé aussi avant que possible ne peut atteindre la limite supérieure du foyer. Il ne paraît pas indiqué de faire à gauche une deuxième incision. Lavages phéniqués ; deux gros drains sont introduits dans la cavité.

Dès ce moment, plus de fièvre, la suppuration disparaît après quelques lavages, les drains sont enlevés et le malade reprend son embonpoint.

15 septembre. — Accès de fièvre. Nouveau débridement, l'incision première s'étant presque fermée. Le rectum est encore décollé sur une hauteur de 6 centimètres. Les drains étant mal supportés, on introduit chaque jour une mèche enduite de vaseline phéniquée et saupoudrée d'iodoforme. Le trajet devenu fistuleux n'a pas de tendance à la cicatrisation. La rectotomie linéaire est pratiquée le 23 octobre avec le concours de M. le médecin-major de 1re classe Ucciani. Un spéculum à cosse de pois est enfoncé aussi avant que possible et les valves écartées en regard de la surface à inciser. Par l'orifice extérieur du trajet situé à 3 centimètres environ de l'anus à droite près du coccyx, j'introduis la canule d'un gros trocart courbe jusqu'à la limite supérieure du décollement, soit une profondeur d'au moins 6 centimètres ; je pousse ensuite le trocart dans la canule ; la pointe vient faire saillie dans le rectum et arrive au contact du spéculum. Me guidant sur le trocart, j'incise lentement avec le thermo-cautère toute l'épaisseur des tissus.

Injections boriquées, pansement avec une grosse mèche iodoformée

L'opération n'a provoqué aucune réaction fébrile. Malgré la profondeur de l'incision et l'épaisseur des couches traversées, pas d'incontinence des matières fécales. Un mois après, la cicatrisation est achevée.

Le 1er décembre le malade sort guéri.

Observation IX

(Dr Nassaner, *Münchener medizinische Wochenschrift*, 1870.)

Un homme robuste de trente ans, après s'être empalé peut faire à pied, sans le secours de personne, 3 kilomètres pour se rendre vers le médecin.

Il s'était laissé glisser d'un grenier à foin sur une voiture dont la paroi antérieure était formée d'un quadrillage en bois dont les montants atteignant l'épaisseur d'un pouce se terminaient en pointe à leur extrémité supérieure. Il tomba à cheval avec force sur ces montants, de telle sorte qu'une jambe touchait le plancher de la voiture et que l'autre restait suspendue dans le vide. Il sentit une pointe pénétrer dans son corps à travers ses pantalons et il prétend que cette pénétration s'est arrêtée en un point qui est à peu près au milieu d'une ligne allant de la symphyse à la partie la plus inférieure des côtes du côté droit. La pointe n'était ni fendue ni brisée. Il put sortir aussitôt de cette position en se soulevant avec les deux mains et lava la plaie avec de l'eau froide.

A l'inspection rien d'anormal sur la peau de l'abdomen. La peau du scrotum est déchirée à sa partie postérieure et à gauche, sur une surface égale à celle d'une pièce de 20 pfennigs. A travers la plaie on voit le testicule, la vaginale n'est pas tuméfiée.

A la palpation, sensation d'emphysème en dessus de la symphyse ; sur une hauteur de 15 centimètres cette région est légèrement douloureuse. La miction est possible, pas de sang dans l'urine. Le patient ne se plaint d'aucun malaise. Aucun symptôme de perforation intestinale ni d'hémorragie interne. Pouls fort, régulier. Température normale. Pansement antiseptique de la plaie et introduction de gaze iodoformée. Le malade est mis à la diète avec opium et application d'un ballon de glace.

Au deuxième jour, tout le trajet de la blessure est douloureux, la peau du ventre est rouge et tuméfiée ; à la pression on perçoit de la crépitation. Une selle spontanée, très douloureuse, la douleur est localisée à l'extrémité supérieure de la ligne désignée plus haut. Selles noires qui n'ont pas été examinées au microscope. Toutefois le bon état général continue.

Au quatrième jour, le canal déférent gauche est épais comme un crayon et dur, non douloureux. La crépitation diminue. Le point terminal du trajet de la plaie dans la fosse iliaque droite est très douloureux.

Au septième jour, état général bon, selles et urine normales.

Au neuvième jour, les douleurs deviennent excessives et la fluctuation apparaît. La tuméfaction devenue grosse comme un œuf de poule est incisée. Une incision de 10 centimètres de longueur fait échapper des masses noires, fragmenteuses, formées de pus, de sang et de matières fécales, l'incision est agrandie et amène sur un véritable abcès fécaloïde. La plaie est lavée, désinfectée et drainée avec de la gaze iodoformée. Cette opération soulage le malade qui, à l'aide d'opium et du repos au lit peut sortir de l'hôpital, guéri, quinze jours après. Le canal déférent tuméfié est revenu à son état normal.

Observation X (inédite).

(Due à l'obligeance du Dr Rioms).

C. P..., vingt ans, au service de M. de C..., à Razac, le 20 juillet, à 4 heures du soir, se tenait doublé sur lui-même, le corps en avant, dans une position lui facilitant l'extraction d'une épine de son talon gauche. Poussé en arrière, en manière de jeu, par une jeune fille qui avait travaillé toute la journée avec lui, il est tombé dans la position assise sur un rateau a dents de bois dur, les dents en l'air, et fixé sur le sol par l'extrémité du manche.

Le jeune homme s'est relevé de lui-même, aussitôt, et s'est mis à vomir, et il a eu de telles épreintes rectales et vésicales qu'il n'a pu faire plus de trois pas sans se soulager, malgré la présence des ouvriers hommes et femmes. Les matières fécales et l'urine en petite quantité, d'ailleurs, étaient mélangées au sang. Le Dr Rioms appelé, arriva environ une heure et demie après l'accident. Les premiers phénomènes qui l'ont frappé avant d'examiner le malade ont été :

1° Une angoisse respiratoire vraiment dyspnéique ;

2° Une douleur excessivement violente du côté du bas ventre, sans que d'ailleurs il n'y eut de météorisme.

Pouls petit, filiforme. Extrémités froides. Il est impossible de dire la température exacte.

L'examen de la plaie donne les résultats suivants : 1 centimètre en arrière de l'anus, plaie contuse triangulaire d'une étendue de 1 centimètre, donnant une très petite quantité de sang, et d'ailleurs à peu près fermée. Une sonde de femme ensuite s'engage dans la plaie de bas en haut, d'arrière en avant, de gauche à droite, sous un angle d'environ 50 degrés, traverse le rectum de part en part, ce dont on s'assure par le toucher rectal, et s'engage dans le bassin en suivant cette direction. Les instruments explorateurs rencontrant de la résistance, l'examen n'est pas poussé plus loin de peur de provoquer ou de compléter les désordres dus au traumatisme.

La question thérapeutique ne laissait pas d'être embarrassante. Fallait-il intervenir chirurgicalement ? D'une part les conditions d'outillage, de milieu, d'espèce pathologique ; d'autre part, la gravité des phénomènes généraux immédiatement inquiétants déterminèrent le Dr Rioms à s'en tenir au traitement médical qui fut institué de la sorte :

1° Sonde de Nélaton à demeure ;

2° Application sur le ventre d'une forte dose d'onguent napolitain belladonné ; dans l'intervalle, des bains émollients ;

3° Potion à l'extrait thébaïque, à la dose de 20 centigrammes pour 150, à prendre de demi-heure en demi-heure ;

4° Boissons glacées et gazeuses à prendre par gorgées ;

5° Injection dans la plaie et dans le rectum d'une solution boriquée à 5 pour 100, et introduction d'une mèche de gaze iodoformée.

A la visite du lendemain, il fut évident qu'il s'agissait d'une péritonite suraiguë, par perforation, sans qu'il fût possible d'établir d'une façon précise le point exact, la forme, l'étendue de la lésion péritonéale, qui, étant donné la direction de la blessure, la longueur de la dent du rateau restée intacte à côté des deux autres qui s'étaient brisées sous le poids de l'individu, devait être dans la région du cul-de-sac de Douglas (recto-vésical). Et maintenant, on peut se demander avec des raisons de répondre par l'affirmative, dans quelle mesure le traumatisme a porté sur l'intestin grêle et sur la vessie; ce qu'on peut dire, c'est qu'à part les phénomènes du début, rien n'a attiré particulièrement l'attention sur les deux organes.

La mort arriva trente-six heures après l'accident. Dans la nuit précédente, agitation et délire.

N. B. — Difficulté pour uriner le lendemain de l'accident, mais disparue dans un bain où le malade a dit avoir uriné.

Pas de suintement d'urine par la plaie.

Observation XI

(*Bulletin de la Société anatomique*, novembre 1893.)

B... Adolphe, âgé de onze ans, est entré à l'hôpital Trousseau, service de M. Lannelongue, suppléé par M. Broca.

La veille de son entrée, l'enfant s'amusait à s'asseoir sur une règle fichée en terre. A un certain moment, la règle glissa et pénétra dans l'anus à une certaine profondeur. Vive douleur dans le bas-ventre. Un médecin consulté rassura les parents, par suite de l'absence de tout phénomène local et ordonna une potion calmante.

Vers le milieu de la nuit, la douleur devint plus violente et l'enfant fut pris de vomissements. L'état empira dans l'après-midi et l'enfant fut amené à l'hôpital à 5 heures.

Etat actuel. — Facies grippé, nez effilé et les yeux excavés; pouls filiforme à 100 pulsations à la minute. Température, 38°7. Hoquet et vomissements porracés. Le ventre est ballonné, douloureux à la pression et cette douleur a son maximum dans la fosse iliaque droite.

Le touché rectal pratiqué ne dénote aucune perforation.

En présence de cet état général, le chirurgien appelé renonce à intervenir.

Traitement. — Piqûre de morphine, X gouttes de laudanum et une vessie de glace sur le ventre.

L'enfant s'assoupit, mais vers 6 heures du matin, les douleurs abdominales recommencent, les extrémités se refroidissent et la mort arrive une heure après.

Autopsie. — A l'ouverture de la cavité abdominale, toutes les lésions d'une péritonite subaiguë, surtout accentuées dans la région sous ombilicale. Sur la paroi antérieure du rectum, il existe une perforation siégeant à 1 centimètre et demi de l'anus. Cette perforation a le diamètre d'une pièce de 50 centimes. De là part un véritable canal à parois accolées, creusé dans les tuniques du rectum; il se termine par un orifice en forme de boutonnière dans le cul-de-sac recto-vésical, à 1 centimètre du fond de ce cul-de-sac.

Observation XII (inédite).

(Due à l'obligeance de M. le médecin-major Bounaix.)

L...., soldat-réserviste au 133e de ligne, est victime d'un empalement, le 3 septembre 1898, à Charron, par Champagne-en-Valromey (Ain) pendant les manœuvres.

A 7 heures du soir, il se laisse glisser d'un tas de paille et tombe sur la dent d'une fourche de bois, mais très pointue, qui pénètre à gauche de l'anus. Le blessé arrache de la plaie l'extrémité de la fourche brisée, longue de 5 à 6 centimètres et s'affaisse, se plaignant beaucoup de douleurs abdominales. Vomissements alimentaires qui continuent pendant le transport à l'hôpital de Champagne.

Lavage et pansement de la plaie, peu douloureuse d'ailleurs par elle-même.

Nuit du 3 au 4. — Douleurs abdominales atroces, que deux injections de 1 centimètre cube de morphine calment à peine. Compresses froides sur le ventre. Le malade digère par petite quantité de l'eau, du thé, de la limonade. Soif vive.

Hoquet et efforts vains pour vomir. Petite hémorragie en essayant d'aller à la selle.

Anurie. Douleur extrême jusqu'au matin, calmée un peu par opium.

4. — Température axillaire à 6 heures du matin : 37°4.

L'exploration faite révèle une plaie oblique en haut, un peu à gauche et en arrière, se dirigeant vers le bord gauche du sacrum, longue de 6 centimètres, admettant le petit doigt. Sondage de l'urètre.

Température à 10 heures, après exploration, 38°2.

La douleur diminue et subit une sorte d'assoupissement.

Le pouls est bon. Aucune perforation du rectum n'est signalée par des injections. Nouveau sondage à 3 heures.

Température, 38°3.

Nuit du 4 au 5.— Nuit relativement bonne. Soif continuelle.

Ecoulement après un effort d'urine par la plaie et première expulsion de fèces par l'anus. Nouvelles injections de morphine.

5. – Pansement à 8 heures du matin. Température, 38 degrés; pouls, 120. Administration de 50 centigrammes de quinine.

Le médecin prescrit douze sangsues. Matinée calme. Ventre ballonné et tendu, surtout douloureux dans les deux fosses iliaques. Température, 37°4 à 2 heures de l'après midi. A 6 heures, vomissements bilieux.

Nuit du 5 au 6.— Injection de morphine; à 10 heures, sommeil intermittent; le blessé se lève et va à la selle.

6 au 10. — On constate l'issue par la plaie de liquide fécaloïde. Pouls rapide et température normale. Le blessé est transporté à Belley, où la situation reste la même jusqu'au 10, jour où il meurt. A partir du 6, le malade mangea malgré la défense qui lui fut faite.

Observation XIII (inédite).

(Prise dans le service de M. le professeur agrégé Vallas).

Pierre J..., âgé de quarante-trois ans, charretier, s'empale, dans la nuit du 21 au 22 novembre 1898, dans les circonstances suivantes : à minuit, légèrement pris de boisson, cet homme ne pouvant rentrer chez lui, car il avait oublié ses clefs, résolut de passer par une cour adjacente à sa maison en franchissant une porte en fer surmontée de pointes de fer aiguisées d'une hauteur de 10 centimètres environ. Pour ce faire, il adossa une échelle à cette porte. Une fois au sommet, en voulant sauter de l'autre côté, il fit un faux pas et tomba assis sur les aiguilles.

Il resta vingt minutes environ empalé, mais il eut la force d'appeler au secours et des voisins lui vinrent en aide pour le dégager. Il perdit à ce moment beaucoup de sang et vomit légèrement dans la nuit.

Le lendemain, il est apporté à l'Hôtel-Dieu, dans le service de M. Vallas. Il peut marcher un peu sans trop de difficulté, mais il souffre beaucoup depuis l'accident. L'interne qui le reçoit examine la plaie, mais ne peut la délimiter exactement ; il remarque toutefois, grâce à une injection de lait poussée dans l'anus, que la plaie ne communique pas avec le rectum. Après irrigation antiseptique de la plaie, celle-ci est fermée avec un tampon de gaze iodoformée. Une plaie siégeant à gauche du scrotum et découvrant le testicule, produite dans les mêmes circonstances, reçoit aussi un pansement antiseptique.

Température, 37 degrés.

Le lendemain, le blessé va à la selle et urine. Son ventre est très douloureux à la moindre pression. Sa face est grippée. Dyspnée intense avec 60 respirations à la minute. Son pouls est filiforme, 130 pulsations à la minute. Température, le matin, 36°8 ; le soir, 35°8. Le malade, quoique souffrant beaucoup, conserve toute sa lucidité d'esprit et peut raconter son accident.

Le surlendemain, le malade meurt, après une nuit très agitée, à 8 heures du matin.

Autopsie. — La plaie, mesurant environ 10 centimètres de longueur, commence à 1 centimètre en arrière de l'anus et suit aussitôt une direction oblique à droite, par rapport au rectum, pour se perdre dans le ligament sacro-sciatique. Le rectum, par conséquent, n'a pas pu être perforé.

A l'inspection de l'abdomen, on remarque une infiltration abondante de toute la région sus-pubienne. A l'intérieur de l'abdomen, aucune trace de péritonite, le péritoine rectal n'a pas été lésé. Nous trouvons dans le péritoine un épanchement sanguin assez abondant.

Observation XIV

Dr Albin Lambotte (Anvers).

(*Annales de la Société belge de chirurgie*, juillet 1895).

Le nommé Louis J..., vingt-deux ans, se blessa, le 17 décembre 1894, d'une façon réellement singulière. Voulant descendre d'une caisse sur laquelle il était monté, il tomba à la renverse sur un petit chariot en fer, semblable à ceux qu'on emploie dans les gares. Les brancards de ce véhicule étaient constitués par deux tiges de fer de la grosseur de l'index. Le patient tomba de telle façon que l'un des brancards lui entra profondément dans l'anus. Le blessé se releva lui-même de suite; il ressentait de violentes douleurs, mais l'hémorragie était nulle. L'accident eut lieu à 4 heures et demie du soir, le blessé fut transporté immédiatement à l'hôpital Stinvenberg.

L'interne de service, M. Herman, examina le blessé à son arrivée à l'hôpital, mais il ne constata qu'une légère érosion de l'anus; il n'y avait pas la moindre hémorragie et la lésion paraissait insignifiante.

Cependant, environ deux heures après son entrée à l'hôpital, le blessé fut pris de violentes douleurs dans le ventre, et des vomissements alimentaires puis bilieux se produisirent. Température 38 degrés. Je vis le blessé à 8 h. 1/2, soit quatre heures après l'accident. Le malheureux accusait des douleurs atroces dans le ventre, le pouls était manifestement accéléré, les traits tirés. Le ventre était fortement rétracté, creusé en bateau. L'examen extérieur de l'anus et du périnée ne révélait rien, si ce n'est une légère écorchure de l'anus; le toucher rectal ne m'apprit rien non plus. D'où hésitation à intervenir directement.

Heureusement j'eus l'idée d'explorer le rectum au spéculum. A 8 centimètres environ, je découvris une plaie déchiquetée sur la paroi antérieure de l'intestin; j'explorai cette plaie avec un hystéromètre et après quelques tâtonnements, je pénétrai dans la cavité péritonéale. Cette exploration m'enleva toute hésitation et je pratiquai aussitôt la laparotomie. Le ventre ouvert, je trouvai le péritoine rempli de liquide séro-sanguin; les anses grêles étaient déjà fortement injectées. Des matières fécales moulées remplissaient le petit bassin. J'agrandis mon incision première jusqu'à l'ombilic et j'attirai largement l'intestin grêle au dehors pour pouvoir nettoyer toute la séreuse. Une exploration rapide me montra l'intégrité de l'intestin grêle, les déchirures siégeaient sur le gros intestin. Avant de passer à la suture je me mis en devoir de nettoyer le ventre. J'irriguai abondamment à l'eau chaude d'abord pour enlever les matières fécales; par la plaie de l'S iliaque j'exprimai une grande quantité de scibales; j'irriguai de même le rectum par l'anus. Enfin lavage au sublimé.

L'S iliaque présentait sur sa portion moyenne et au niveau du bord libre un trou déchiqueté admettant facilement l'index. Je fermai cette plaie d'abord par une suture longitudinale comprenant toutes les tuniques, puis par deux rangs de sutures continues séro-séreuses à la soie fine. La suture terminée n'avait pas moins de 5 centimètres de long. Cette plaie supprimée je m'aperçus que l'intestin avait été perforé de part en part et que le bord adhérent présentait une plaie aussi grande que l'autre. Craignant de rétrécir l'intestin par une suture longitudinale, je fermai cette seconde plaie par une suture transversale. Il me restait à fermer la perforation du rectum; celle-ci siégeait tout au fond du cul-de-sac de

Douglas, juste en arrière de la vessie. Avec de grandes difficultés je parvins à placer trois étages de suture: la première sur les tuniques du rectum, les deux autres sur le péritoine.

Je fermai la partie supérieure de mon incision et je laissai deux gros drains dans l'angle inférieur de la plaie abdominale. Malgré la précocité de l'intervention, une péritonite suppurée se déclara et pendant plusieurs jours le blessé présenta des symptômes fébriles assez inquiétants. Cependant la suppuration de la plaie diminua rapidement et, environ quatre semaines après l'accident, le malade était rendu à la santé, les selles étaient moulées, normales.

CHAPITRE IV

RÉSULTATS

Assurément l'ensemble de toutes ces observations présente de grandes différences au point de vue de la violence du traumatisme depuis la simple rupture d'une partie de la cloison recto-vaginale de l'observation III jusqu'à la perforation de tout l'abdomen de l'observation II. Nous allons toutes les analyser et grouper les lésions communes.

Certaines morts résultent simplement de l'étendue de la lésion et paraissent suffisamment expliquées. Celle qui est signalée dans l'observation II était la conséquence attendue de la pénétration jusqu'au pancréas d'une tige de fer longue de 45 centimètres et large de 4 centimètres. La commotion produite dans une chute du 4e étage explique aussi suffisamment dans l'observation IV l'issue rapidement fatale de cet accident. L'observation VI rapporte la mort survenue au bout de dix-huit heures chez un homme qui tomba de 5 mètres de hauteur sur une fourche. Cet instrument large de 3 ou 4 centimètres avait pénétré de 50 à 60 centimètres. Il est probable que pareil accident produit en tout autre point de l'abdomen aurait toujours eu les mêmes conséquences. Nous avouons notre grand étonnement en voyant à l'observation V une perforation du rectum par empalement sur un morceau de bois, qui, souillé de matières fécales, séjourna plusieurs heures dans le péritoine, guérir en quatorze jours sans aucun accident. Nous éliminerons l'observation III dans laquelle les lésions furent insignifiantes et nous passerons en revue les autres en cherchant à nous expliquer les conséquences fort graves des empalements, alors que la plaie produite paraissait légère en elle-même. C'est ce qui nous a frappé en lisant et relisant ces observations.

Il faut remarquer tout d'abord que la plaie extérieure causée par l'empalement semble le plus souvent insignifiante et hors de proportion avec les dimensions du corps étranger. Dans l'observation VIII, le blessé, coupable d'une faute dans son service, put cacher à son médecin traitant la vérité sur son accident le premier jour de l'examen. Il prétendit que la plaie résultait simplement d'une chute sur une pierre et non sur le canon de son fusil qui avait pénétré dans le petit bassin d'environ 10 centimètres. Cette diminution de la surface de la plaie extérieure tient à la contraction énergique des muscles périnéaux. De plus, la disposition croisée de ces différents muscles tend à obturer complètement au dehors le trajet et à le transformer en cavité close.

Nous devons nous attendre à trouver chez toutes les victimes d'empalements accidentels les complications signalées par tous les auteurs depuis D. Mollière, qui surviennent après les blessures de l'anus et du rectum.

En première ligne, il faut noter la péritonite diffusée ou circonscrite au cul-de-sac de Douglas. Cette partie du péritoine, qui n'est située qu'à 6 centimètres de l'anus à l'état normal, peut être facilement atteinte par un pal de très petite dimension, d'autant plus qu'en pénétrant, ce corps.

vulnérant déprime un peu la marge de l'anus. L'inflammation de cette séreuse fut constatée par l'autopsie dans les observations II, IV, XI. Elle fut probable dans les observations VI, VIII, X et XII. Gross, à qui nous empruntons de nombreuses considérations sur l'accident qui nous occupe, conseille de rechercher le plus vite possible les signes de péritonite, car « il n'y a pas de temps à perdre pour intervenir ».

Une complication qui nous a semblé au moins aussi importante est l'existence d'hémorragies primitives et secondaires sur lesquelles nous aurons à revenir plus tard. Gross et Knight au sujet de l'empalement d'un jeune homme sur un pied de chaise qu'ils rapportent insistent avec raison sur ces hémorragies, qui passent souvent inaperçues. Selon eux, « elles sont quelquefois très abondantes provenant de plusieurs sources et, à moins qu'elles ne soient promptement arrêtées, elles amènent finalement un grand épuisement. Quoique venant généralement des artères hémorroïdales, elles peuvent parfois être entièrement veineuses. Il est étonnant de voir avec quelle persistance elles continuent parfois quand, apparemment, aucun vaisseau important n'a été intéressé ». Le sang, à moins qu'une syncope ne vienne par hasard lui opposer une barrière temporaire, s'écoule par le rectum; mais quelquefois il se collecte et se coagule dans l'ampoule rectale. Des hémorragies intra-abdominales furent rencontrées dans les autopsies des observations I et XIII. Elles furent prévenues par une intervention hâtive dans l'observation XIV.

Les infiltrations stercorales sont aussi à redouter, la présence d'une grande quantité de tissu cellulaire dans les deux creux ischio-rectaux, bridé de tous côtés, rendant le pronostic encore plus sombre. L'observation VIII y signale l'existence de pus qui finit par nécessiter la rectotomie linéaire.

Une infiltration gazeuse dans la paroi abdominale antérieure remontant presque jusqu'à l'ombilic est observée dans l'observation XIII.

Enfin il est fréquent de constater une blessure des organes génito-urinaires occasionnant soit une fistule urétrale, soit une fistule vésico rectale parfois interminable, comme dans l'observation VII.

Les victimes d'empalements accidentels sont exposées à toutes ces complications communes à toutes les blessures de l'anus et du rectum. Il est, de plus, certain que la plaie est transformée par ce fait que tout le poids du corps porte un certain temps sur le corps vulnérant. Le trajet est dilacéré, nous en avons eu la preuve à l'autopsie de l'observation XIII. La pique en fer qui avait 1 centimètre de diamètre avait produit une plaie qui laissait facilement pénétrer deux doigts. Notons les contractions énergiques de tous les muscles avoisinant la plaie qui tendent d'une façon réflexe à limiter la pénétration et à empêcher une chute. Cette force déployée doit contribuer à la dilacération des parties molles. Dans l'observation IX, le blessé ne se trouvait pas dans les conditions habituelles, un de ses pieds reposait à terre; il guérit neuf jours après l'accident.

Nous nous sommes étonné de voir survenir la mort dans les observations I, X et XIII. Dans la première et la troisième, l'autopsie a montré seulement une très légère hémorragie; dans la seconde, les symptômes cliniques ne permettent pas de penser à l'existence d'une péritonite.

Enfin, un symptôme, commun à tous les accidents que

nous venons de citer, est une très grande douleur. Toutefois les blessés ne perdent pas connaissance. Ils peuvent appeler au secours, faire de grands efforts pour abandonner leur cruelle situation eux-mêmes. Ils peuvent marcher, faire même sans aucune aide plusieurs kilomètres. Ce n'est que quelques heures après l'accident que les blessés présentent des symptômes graves tels que : affaiblissement et augmentation du nombre de pulsations, dyspnée intense, hypothermie, sueurs profuses, facies pâle et douleur intense. Ce tableau clinique fait croire à l'état de shock et les chirurgiens renoncent souvent à opérer pour ne pas aggraver encore le pronostic. M. le professeur Poncet ne croit pas qu'il s'agisse de shock, étant donné l'apparition tardive de ces symptômes et la date relativement reculée de la mort qui ne survient jamais avant deux ou trois jours. Nous pensons, avec M. A. Guinard, que souvent ces symptômes inquiétants, qu'on croit être sous la dépendance du shock, sont provoqués par une hémorragie interne. Nous en tirerons une indication précieuse en vue du traitement.

A noter aussi les épreintes qui suivent immédiatement l'accident, comme dans l'observation X, et qui provoquent chez le sujet un besoin irrésistible d'aller à la selle. Les vomissements observés en même temps et qui ne se reproduisent quelquefois pas peuvent être rangés dans la catégorie de M. Guinard qui les considère comme provenant d'un réflexe émotif d'ordre général.

La question de l'intervention dans les plaies de l'abdomen inquiète tous les chirurgiens depuis de nombreuses années.

Les discussions passionnées que l'on trouve dans les

bulletins de la Société de chirurgie n'ont pas abouti à une solution unique, et les savants sont encore divisés en deux groupes : les interventionnistes et les non-interventionnistes. Il semble admis que ceux-ci sont en majorité quand il s'agit d'une plaie du gros intestin, du cæcum et de l'S iliaque dont les lésions comportent un pronostic moins sombre que celles de l'intestin grêle. Nous avons constaté avec D. Molière que les blessures du rectum sont particulièrement graves par leurs complications. Les observations que nous avons publiées donnent une mortalité énorme. Aussi sommes-nous tous disposés, en face « de la faillite de la clinique », ainsi que l'a dit Chaput, à varier le proverbe comme M. Guinard et conseiller « dans le doute ne t'abstiens pas ». Une des contre-indications citées par les non interventionnistes est l'état de shock ; or nous n'avons jamais observé cet état chez les victimes d'empalements accidentels, tandis que l'hémorragie interne est fréquente et, dans ce cas, une intervention précoce peut sauver le blessé. Il nous paraît donc utile, en face de pareils accidents, d'intervenir chirurgicalement d'une façon précoce et énergique.

A tout prix devra-t-on essayer d'aller pincer l'artère qui donne, faire la toilette du péritoine lésé avec des éponges sèches et réserver les grands lavages qui peuvent disséminer les germes seulement pour les grandes collections purulentes. Pour l'anesthésie, il faudra préférer le chloroforme à l'éther.

Le chirurgien observe souvent ces cas à la campagne, loin d'un arsenal chirurgical suffisant et d'une salle aseptique. Aussi hésite-t-il à pratiquer une opération toujours dangereuse, telle que la laparotomie ou l'opération de

Kraske. Dans ce cas, on doit pratiquer au moins un large drainage qui puisse donner libre cours au pus collecté. On pourra, dans le cas d'épanchement purulent dans le cul-de-sac vésico-rectal, se servir du drainage par la voie rectale préconisé par M. Jaboulay. Ce sont bien les conclusions auxquelles arrive M. Lambotte (d'Anvers), qui a traité le blessé de l'observation XIV : « L'épanchement de matières fécales dans le ventre devait certainement entraîner la production d'une péritonite suraiguë et nous sommes persuadé qu'un retard de quelques heures seulement dans l'intervention aurait été fatal au malade. »

Malheureusement, le petit nombre des observations que nous avons pu nous procurer ne nous a pas permis d'établir des statistiques probantes. La statistique de Simpson, comprenant tous les cas de plaies de l'abdomen produites par coups de feu et traitées par l'expectation, donne une mortalité de 76 pour 100, celle d'Adler portant sur les interventions précoces faites dans les mêmes circonstances moins de cinq heures après l'accident réduit cette mortalité à 18 pour 100.

Il nous semble que pareille intervention pour les plaies du rectum réduirait encore plus la mortalité, une issue fatale étant presque certaine comme nous l'avons vu, si l'on se contente d'aseptiser la plaie extérieure.

Citons enfin les considérations inspirées à Esmark par l'examen de quelques cas d'empalement accidentel : « Quand des enfants, mis sur le pot pour satisfaire leur besoin, le brisent en tombant, ils se font souvent des blessures importantes à l'anus et dans son entourage. J'ai vu un enfant qui, de cette manière, s'était presque complètement sectionné le sphincter de l'anus. Il faut, pour cette raison, préférer les vases en étain à ceux qui peuvent se briser..... » Parfois les corps sur lesquels de malheureux s'empalent sont si solidement enclavés ou munis de telles irrégularités (Widerhahen) qu'il ne faut pas songer à les extraire. Il faut se contenter de diminuer les souffrances de ces condamnés à mort par des injections de morphine ou des inhalations de chloroforme.

Enfin la courte survie des malheureux qui se sont empalés ne nous a pas permis de constater l'apparition du tétanos comme on pourrait s'y attendre avec des instruments tels que fourches ou râteaux. Pour augmenter les chances de guérison, il sera bon, dans ces cas, de faire de bonne heure des injections de sérum anti-tétanique.

CONCLUSIONS

I. Au point de vue ethnologique, il est intéressant d'observer que le supplice du pal dénote, chez les peuples qui l'ont pratiqué, comme le caractère oriental lui-même, le mélange d'une cruauté dont seuls sembleraient capables des sauvages, et d'un raffinement, fruit d'une civilisation assez avancée.

II. M. le professeur Poncet définit « l'empalement accidentel » la lésion produite par chute du corps sur un objet pointu et résistant, et réserve le mot « d'embrochements » aux accidents semblables, mais dans lesquels la plaie se trouve dans une région du corps autre que le périnée.

III. Ces empalements constituent, pour M. le professeur Poncet, une catégorie bien déterminée et bien spéciale d'accidents.

IV. Ces traumatismes offrent un degré de gravité vraiment exceptionnelle. Leurs conséquences ont paru à tous les observateurs comme hors de proportion avec la lésion produite, souvent légère, et les dimensions de l'agent vulnérant qui, même avec une longueur de 5 centimètres, occasionne le plus souvent la mort.

V. Nous comptons en effet 8 morts sur 14 observations. Cette mortalité élevée doit être attribuée à l'hémorragie (3 cas) et à la péritonite succédant à la dilacération du cul-de-sac de Douglas (3 cas) ou à la perforation de l'intestin ou de la vessie (2 cas). D'après M. le professeur Poncet, le traitement sera subordonné à ces diverses complications qui exigent souvent une laparotomie immédiate ou dans les premiers jours qui succèdent à l'empalement.

BIBLIOGRAPHIE

LÉGER, Histoire des Églises vaudoises.

TISSOT, Voyage au pays des Tziganes.

BARON LARREY, Mémoires de chirurgie militaire, 1812.

MONTAIGNE, Essais, livre II, chapitre XII, édition 1895.

A. D'ALBECA, Au Dahomey (Tour du Monde, 4 août 1894).

Journal des Missions Catholiques.

Dr ROLLET, Lyon médical, juillet 1888.

Dr MOLLIÈRE, Traité des maladies du rectum et de l'anus.

GROSS, System of Surgery, 3e édition, p. 625.

ASHTON, Diseases of the rectum.

ESMARK, in « Pitha und Billroth. Handbuch der Allgemeine und speciellen Chirurgie ».

Dr LAMBOTTE, Annales de la Société Belge de Chirurgie, 15 juillet 1898

FOLLIN ET DUPLAY, Traité de chirurgie.

Dr OUIN, Du drainage des collections péritonéales par la voie rectale (thèse, Lyon, 1898).

Dr A. GUINARD, Traité de chirurgie clinique et opératoire, t. VII.

Dr MATIGNON, Le suicide en Chine in Archives d'anthropologie criminelle, 1898.

TABLE

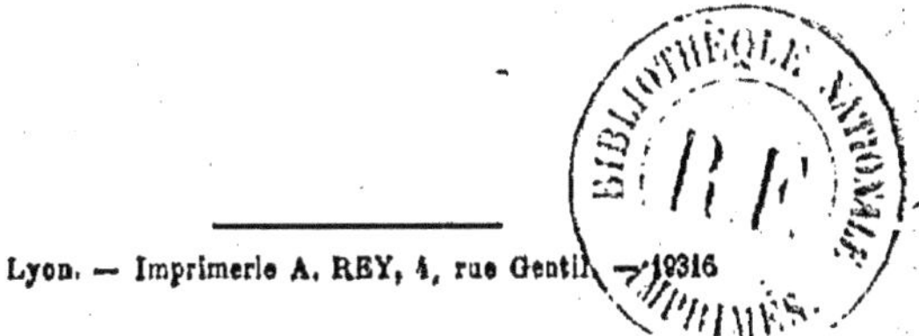

Lyon. — Imprimerie A. REY, 4, rue Gentil. — 19316

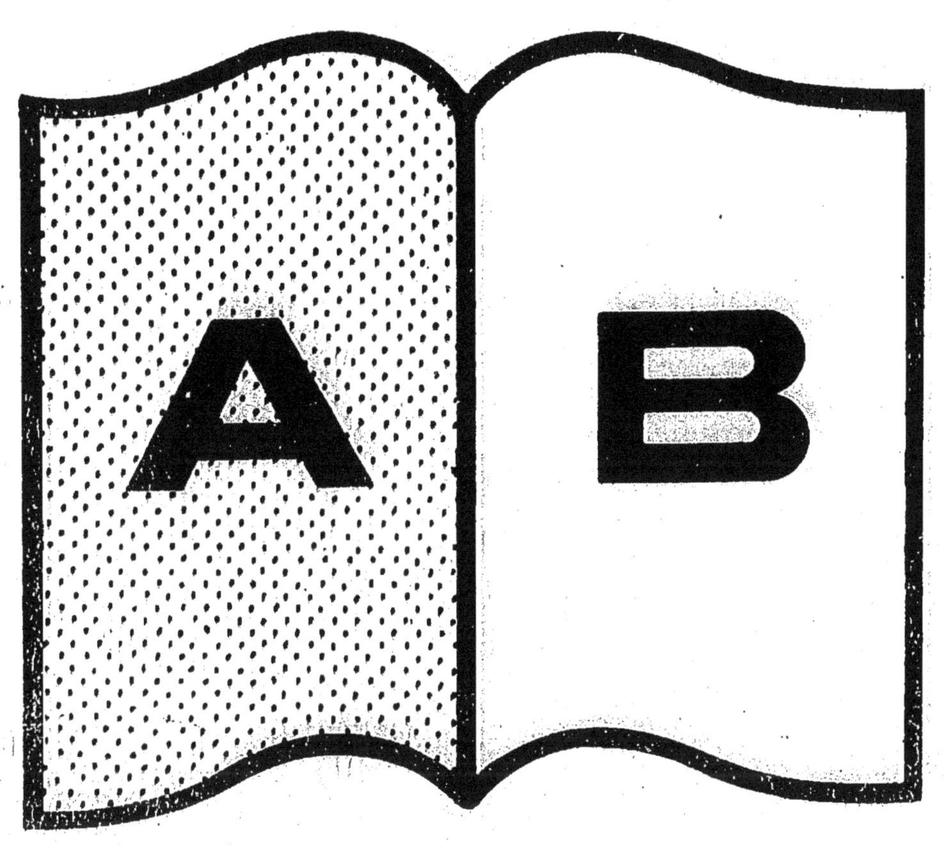

Contraste insuffisant

NF Z 43-120-14

www.ingramcontent.com/pod-product-compliance
Ingram Content Group UK Ltd.
Pitfield, Milton Keynes, MK11 3LW, UK
UKHW022141190726
13855UKWH00003B/1275